VADE-MECUM.

MOYENS

(MIS A LA PORTÉE DE TOUT LE MONDE)

de se préserver

DE LA RAGE,

APRÈS AVOIR ÉTÉ MORDU

Par un Chien ou tout autre Animal atteint de cette Maladie;

PAR LE DOCT^r GUICHARD, DE TILLAC,

Ancien Chirurgien de la Marine impériale, Chevalier de l'Ordre de la
Légion-d'Honneur,

MÉDAILLÉ DE SAINTE-HÉLÈNE.

SE TROUVE

Chez M. GUICHARD FILS, pharmacien à Marciac (Gers),
et chez l'auteur, à Tillac.

PRIX : 1 FRANC. — (*Écrire franco*).

Adresser les demandes d'impressions à M. Farré le Garé, à Mirande.

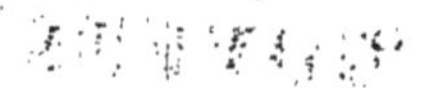

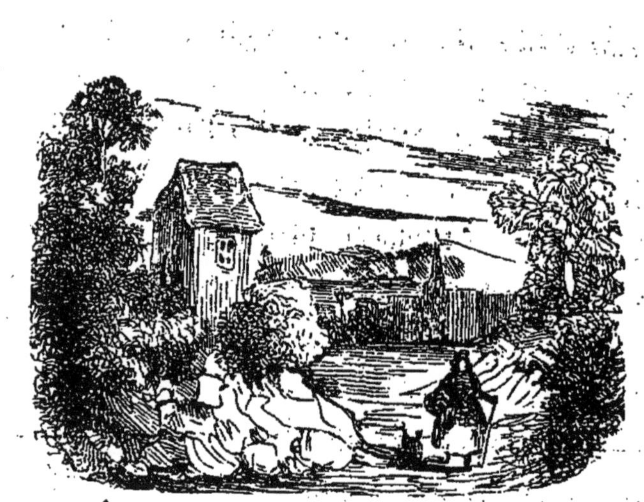

MOYENS

(MIS A LA PORTÉE DE TOUT LE MONDE)

DE SE PRÉSERVER

DE LA RAGE.

Les habitants de la campagne et de la ville sont souvent exposés à être mordus par des chiens errants qui peuvent être enragés ; se trouvant, la plupart du temps, éloignés des secours du médecin, il serait indispensable qu'ils connussent eux-mêmes les moyens préservatifs à employer en pareille circonstance.

On reconnaît le chien enragé à son aspect, qui est triste et lourd, aux efforts qu'il fait pour se cacher, et encore à ce qu'il n'aboie presque jamais ; cependant, il est hargneux, il se jette sur ceux qu'il ne connaît pas, ne respectant même pas toujours son maître ; il refuse les aliments et la boisson, il marche les oreilles et la queue baissées, et il se couche souvent comme s'il voulait dormir. C'est là le premier degré de la rage, qui ne laisse pas d'être très-dangereuse, quoique moins contagieuse que dans les autres temps de la maladie (*).

Bientôt après il est essoufflé, la respiration est fréquente et laborieuse, la langue lui pend souvent hors de la gueule, il bave, il écume, il paraît à moitié endormi,

____

(*) A-t-on voulu exprimer ce degré par la dénomination de *la rage muette ?*

il se jette sur ceux qui sont présents, et court toujours
en ligne courbe. A mesure que ces symptômes aug-
mentent, il cesse de connaître son maître ; les yeux se
troublent et s'obscurcissent, il en tombe des gouttes
d'eau semblables à des larmes ; la langue est plombée,
sèche et raboteuse ; les forces lui manquent, il tombe,
se relève ensuite, s'efforce de mordre, et devient enfin
furieux et enragé. Voilà le dernier degré de la maladie,
dans lequel il est rare que l'animal vive plusieurs jours.
Plus la maladie en approche, plus la morsure est dangereuse, et plus ses effets sont horribles.

La plus petite quantité de salive récente ou séchée, ou
communiquée de quelque façon que ce soit, peut produire cette maladie avec tous ses symptômes effrayants.

Dans ce cas, évitez sa rencontre, ne vous obstinez
pas à aller au-devant de lui, à moins que vous ne soyez
bien armé ; car s'il peut vous approcher, soyez sûr
qu'il cherchera à vous mordre, et de préférence à la
figure.

J'ai ouï dire qu'il ne faudrait pas assommer le chien
qui vient de mordre ; on devra l'enfermer, pour s'as-
surer s'il est ou non enragé, afin de fixer d'une manière
certaine les secours que la science met à la disposition
des personnes de l'art.

Mais comment faire ? l'exécution n'en est pas toujours facile ; elle peut être dangereuse, souvent inutile,
car je peux dire, sans crainte de me tromper, que les
recherches faites jusqu'à présent sur les chiens morts
enragés, n'ont donné aucune lumière à ce sujet, c'est-

à-dire que l'on n'a encore rien de précis sur les lésions organiques d'une rage bien confirmée.

Les professeurs des écoles qui s'occupent spéciale-ment de l'autopsie des chiens morts enragés, disent n'avoir trouvé dans la vessie que peu ou point d'urine; dans l'estomac, des corps étrangers, tels que des chiffons, de la paille, des étoupes, des morceaux de cuir et de la bile; la muqueuse est légèrement enflammée, de couleur violette ou brune; la langue est couverte d'un enduit noirâtre. D'autres ont cru reconnaître les méninges injectées, et même un ramollissement de la moelle épinière. D'autres encore ont cru apercevoir de chaque côté du frein de la langue de petites visicules qui ont été niées plus tard. D'autres, enfin, ont constaté une diminution du sang véneux et une augmenta-tion du sang artériel, etc.

On voit que tous ces rapports plus ou moins exacts, et ces lésions organiques constatées ou non, peuvent avoir lieu dans plusieurs autres maladies. — Et alors qu'en faut-il conclure dans l'intérêt du malade et le choix du traitement ? Je répondrai : *Rien du tout !* car on voit que l'on n'est pas plus avancé après l'autopsie qu'aupa-ravant. Or donc, si l'on ne doit rien apprendre dans l'intérêt du malade, pourquoi ne pas assommer l'animal aussitôt qu'on le pourra, afin d'éviter de nouveaux ac-cidents ?

Je laisse le champ ouvert aux personnes de l'art qui pourront plus tard apporter des connaissances nouvelles dans le traitement d'une maladie qui, jusqu'à ce jour, n'a pas fait un pas. C'est pour ce motif que je mets à la portée de tout le monde les moyens qui sont à ma connaissance pour empêcher l'inoculation de cette terrible maladie, par la raison bien simple qu'il vaut mieux l'*empêcher d'avoir lieu* que d'*essayer de la guérir* lorsqu'elle existe, et surtout lorsqu'on est convaincu que tous les traitements, tant anciens que nouveaux, n'ont produit que des cures incertaines.

Tout le monde sait que le virus rabique, inoculé par la morsure d'un animal enragé, est absorbé et introduit dans la circulation : dans ce cas, les soins préservatifs, appliqués sur-le-champ, peuvent être de la plus grande efficacité.

Il est donc très-important de ne pas perdre un temps précieux en employant certains remèdes prétendus spécifiques, dont les résultats avantageux n'ont été prouvés que d'une manière équivoque.

On a de tout temps recommandé la cautérisation de la plaie produite par la morsure d'un animal enragé, par le fer chauffé à blanc, afin d'en détruire le virus rabique ; ce moyen a eu de bons résultats toutes les fois qu'il a été employé avec soin par des gens de l'art, et sur *le moment même*. Mais on n'a pas toujours sous la main, quand l'accident arrive, un morceau de fer dont la forme soit propre à l'opération. On peut aussi se trouver sur un lieu éloigné de toute habitation, et être absolument privé des secours que la situation réclame.

Je demanderai avec franchise aux gens de l'art si l'on peut appliquer le fer rougi au feu sur toutes les parties du corps ? Je suis persuadé qu'ils hésiteront à dire *oui;* car il peut arriver que la plaie à brûler soit sur le trajet d'un fort vaisseau artériel qui peut être mis à découvert par la morsure de l'animal. Dans ce cas, son application devient difficile et souvent impossible, mais *toujours dangereuse* lorsqu'elle est faite par une main étrangère à l'art de guérir.

La blessure peut se trouver aussi sur l'organe de la vue, ou de tout autre essentiel à la vie. Dans ce cas encore, si la cautérisation n'est pas impossible, elle est au moins *imprudente;* il en serait de même pour certaines articulations ou parties ligamenteuses, qui ne peuvent supporter l'application du fer brûlant.

Dans bien des cas, on peut rencontrer des sujets dont la sensibilité est si grande qu'ils préféreront se livrer aux promesses fallacieuses d'un traitement dont on vantera en vain le succès, plutôt que de souffrir cette douloureuse opération.

Veut-on remplacer le fer chaud par une substance caustique quelconque? On y trouvera encore des inconvénients : ici *la main du médecin* est toujours *indispensable* pour en diriger l'application et suivre les effets. Parmi ces caustiques, le nitrate d'argent devrait avoir la préférence; mais on n'a pas, très-souvent, à sa disposition les substances nécessaires pour cette opération. Cependant, il y a *urgence :* l'absorption se fait, et il est à craindre que la cautérisation faite *imparfaitement* ou *trop tard,* soit sans effet.

Nous l'avons déjà dit : l'habitant de la campagne se

trouvant, la plupart du temps, éloigné du secours de la médecine, il serait de la plus grande nécessité de mettre à sa disposition un moyen préservatif dont l'application fut *prompte* et *facile*, offrant en même temps la *plus entière sécurité*.

Ce moyen, c'est l'EAU ou tout autre *liquide* qui, promptement mis en contact avec le virus rabique, présente la plus solide garantie.

Dans cette malheureuse circonstance, n'importe en quel lieu où vous vous trouvez, ne perdez pas un *seul* instant : courez, si faire se peut, à l'eau ; n'hésitez pas à mettre la *partie mordue* dans ce liquide, que ce soit une source, fontaine, fossé, vivier, rivière, mare, étang, etc. ; plongez-y la partie affectée, et laissez-la long-temps dans ce liquide ; écartez les bords de la blessure, et faites tomber l'eau en douches, afin qu'en pénétrant jusqu'au fond de la plaie, elle puisse se mettre en contact avec le virus. Ne vous découragez pas, persévérez à employer ce salutaire moyen : c'est de lui que dépend le succès.

Si pourtant vous ne trouviez l'eau nulle part, ce qui se voit rarement, n'hésitez pas, dans ce cas, à vous servir de ce que vous aurez sous la main : du vin, de la piquette, de la bière, du cidre, d'un liquide quelconque. Lavez bien et long-temps ; faites bien pénétrer cette liqueur dans l'intérieur de la blessure, afin d'en affaiblir le virus. C'est de cette opération que dépend encore la réussite.

Si cependant on se trouvait dans une position exceptionnelle, c'est-à-dire dans un lieu où il serait moralement impossible de se procurer un liquide quelconque, ou bien encore gravement atteint par l'animal hydrophobe, au point de ne pouvoir se transporter à l'eau, ne désespérez pas de votre salut ; vous portez sur vous le préservatif par excellence : *votre urine !* ayez-y recours ; mettez à contribution toute celle que vous pourrez obtenir, car, par l'alcali qu'elle contient , elle devrait avoir la préférence sur tous les autres liquides. Ce premier moyen employé, lavez à grande eau, afin de rendre complet et certain l'emploi des préservatifs.

Il est une autre observation que j'aurais tort de ne pas signaler dans l'intérêt du malade : c'est le cas où la plaie serait accompagnée d'hémorrhagie.—Dans cette circonstance, gardez-vous bien de l'arrêter ; ce sang qui vient du dedans est un liquide salutaire qui, en se mêlant avec le virus, l'affaiblit d'une manière évidente et l'entraîne au dehors. Je ne serais même pas éloigné de conseiller une ligature placée à deux travers de doigts au-dessus de la blessure, entourant le membre mordu qui, sans gêner la circulation artérielle, faciliterait la sortie d'un sang plus ou moins vicié. Ce n'est que lorsqu'un gros vaisseau artériel serait ouvert et que l'émorrhagie devrait occasionner la mort, que l'on doit s'empresser de l'arrêter par tous les moyens connus.

Il arrive souvent que la partie mordue ne donne pas de sang, elle ne présente que des points noirs ou livides à sa surface ; mais, prenez-y bien garde ! c'est très-souvent la marque de trous plus ou moins profonds, faits par la dent de l'animal, et dont les parois se sont oblitérées par le gonflement de la partie blessée ; et, dans ce cas, ils peuvent recéler le virus rabique dans leur intérieur.

Cette blessure, qui n'a l'air de rien, peut être des plus dangereuses, soit parce qu'elle n'a pas saignée, soit aussi parce qu'elle ne permet pas l'introduction d'aucun liquide dans son intérieur. — Dans ce cas, empressez-vous d'inciser chacune de ces blessures, indiquées par des taches noires ou livides, afin de procurer la sortie du sang qu'elles contiennent, et qui peuvent être plus ou moins imprégnées de virus ; en dilatant la blessure, elle permettra aussi l'introduction d'un liquide qui, une fois mis en contact avec le virus, doit en détruire les effets. On peut encore appliquer des ventouses après la dilatation faite, et, pour cette opération, un gobelet peut suffire. Si la partie endommagée le permet et si le malade y consent, appliquer assez profondément un morceau de fer brûlant, pour cautériser l'intérieur de la blessure, qui n'offre jamais un grand diamètre. Après que ces soins auront été donnés, transportez-vous à l'eau, comme il a été dit, et restez-y le plus long-temps qu'il vous sera possible.

L'eau par elle-même, ou tout autre liquide, ne possède, il est vrai, aucune vertu neutralisante ; mais son application immédiate, faite avec soin et mêlée avec le virus, l'affaiblit et en change la nature.

En effet l'eau mêlée avec le vinaigre, en l'affaiblissant, ne le change-t-elle pas en une boisson agréable ? n'affai blit-elle pas le vin, l'alcool et une infinité d'autres liquides, au point d'en détruire la force et les qualités ?

Tous les médecins vaccinateurs sont persuadés que si, immédiatement après leur opération, on passait à plusieurs reprises une éponge imbibée d'eau ou de tout autre liquide sur les piqûres nouvellement faites, l'opération serait sans effet.

Les pères de la botanique, tels que de Tournefort, de Jussieu, Von Linné et autres, portaient toujours sur eux, lorsqu'ils allaient herboriser, un flacon d'alcali, afin d'en laver, le cas échéant, la blessure faite par quelque animal vénimeux.

Il est à ma connaissance que la morsure d'une vipère, après avoir été promptement lavée, et le liquide mis en contact avec le virus, n'a été suivie d'aucun accident fâcheux.

Je n'en finirais pas, si je voulais citer tous les cas où l'eau, mise en contact avec un autre liquide qui, en l'affaiblissant, doit en détruire la nature. — N'est-il pas évident que les mêmes effets doivent se produire sur le virus rabique ? or, dans ce cas, *la rage ne doit plus être à craindre ! ! !*

Selon moi et d'après tout ce qui a été dit, la cautérisation ne devrait occuper que *le second rang* dans le traitement préservatif ; elle devra être faite, autant qu'il sera possible, par la main d'un médecin qui, dans ce cas, disposera ses soins selon les circonstances. — Mais on n'a pas toujours à sa disposition une personne de l'art pour diriger convenablement les soins que la gravité du mal réclame ; il faut donc, en semblable occurrence, et sans perdre un instant, que le blessé y supplée lui-même.

Le cas échéant, nous conseillerons, après le lavage fait, de couvrir la plaie d'un cataplasme émolient, qui devra être changé *trois fois* par jour ; *deux bains tièdes* (un le matin et l'autre le soir); on y restera aussi long-temps que possible, en ayant soin de tenir constamment dans l'eau la partie mordue; on gardera le repos et une diète raisonnable ; il faut procurer de la *distraction* et *soutenir le moral dans la plus grande sécurité; une* ou *deux saignées*, pratiquées dans cette circonstance, pourraient être salutaires; on fera en sorte de tenir le malade dans *une douce transpiration*, et on terminera ainsi le traitement préservatif.

Dans bien des cas, l'hydrophobie peut se déclarer dans l'espace de vingt jours, quelquefois un peu plus tard, mais rarement après le quarantième : c'est donc entre ces deux époques qu'elle a lieu.

Il est à ma connaissance qu'une femme de la commune de Tillac (arrondissement de Mirande, Gers), âgée de soixante-et-dix ans, fut mordue à la figure par un gros chien enragé; elle n'avait, dans le principe, fait usage d'aucun moyen préservatif indiqué, et refusa de se soumettre au traitement que les gens de l'art lui avaient prescrit; et si elle fit quelque chose, elle le fit si mal, qu'il n'y avait pas lieu d'en espérer le moindre résultat favorable.

Cette femme resta vingt jours dans un état assez calme ; dès-lors persuadée que l'animal qui l'avait mordue n'était pas enragé, sa sécurité devint si complète, qu'elle n'attendait plus que la cicatrisation de sa blessure pour se livrer à ses occupations ordinaires.

Qu'arriva-t-il cependant? Au bout des vingt jours révolus, une forte fièvre se déclara. Dès ce moment, plus de tranquillité : les yeux devinrent rouges et hagards, la peau prit une teinte cuivrée, une anxiété générale eut lieu, il n'y eut plus ni sommeil ni repos ; elle se laissait choir de son lit à chaque instant, il fallut avoir recours aux liens pour l'y retenir ; la tête, toujours découverte, laissait voir ses cheveux hérissés ; des plaintes continuelles exprimaient de fortes souffrances. Cependant, au sein de ce désordre, elle rassurait les personnes qui lui donnaient des soins, sur la crainte qu'elles pourraient avoir d'être mordues par elle.

L'hydrophobie, dès-lors, était déclarée. L'horreur de l'eau fut au plus haut point ; en vain on lui en présentait dans un verre ou dans une tasse, elle la repoussait à l'instant, et l'on voyait clairement que sa présence augmentait ses souffrances. Pourtant, elle permit l'application d'un linge mouillé sur ses lèvres ; mais on s'aperçut bientôt que ce linge le contrariait beaucoup, et ne lui procurait aucun soulagement ; on le supprima comme inutile. — Après l'expiration de vingt et quelques jours, la mort vint mettre fin à ses terribles souffrances et terminer ainsi une scène des plus déchirantes !

On voit, par le tableau ci-dessus, qu'il ne faut négliger aucun des moyens préservatifs qui sont recommandés par les gens de l'art, pour se soustraire à cette terrible maladie.

Je ne saurais trop le répéter : empêchez la rage par les moyens indiqués, plutôt que de vous livrer aux empiriques, dont tous vous vanteront leurs prétendus succès en pareille circonstance, et qui, par l'emploi de leurs *remèdes secrets,* vous feront perdre un temps *précieux* et IRRÉPARABLE ; — tandis que le traitement *préservatif* est non-seulement *prompt* dans ses effets, mais encore d'une *évidence incontestable* et d'une *sécurité parfaite*.

J'aurai atteint mon but, et je me croirai heureux, si ce petit ouvrage, dans lequel je ne relate que des faits qui me sont propres, peut rendre quelque service au public, pour lequel il a été fait.

CONDOM, IMP. DE P. BOUSQUET.